U0311780

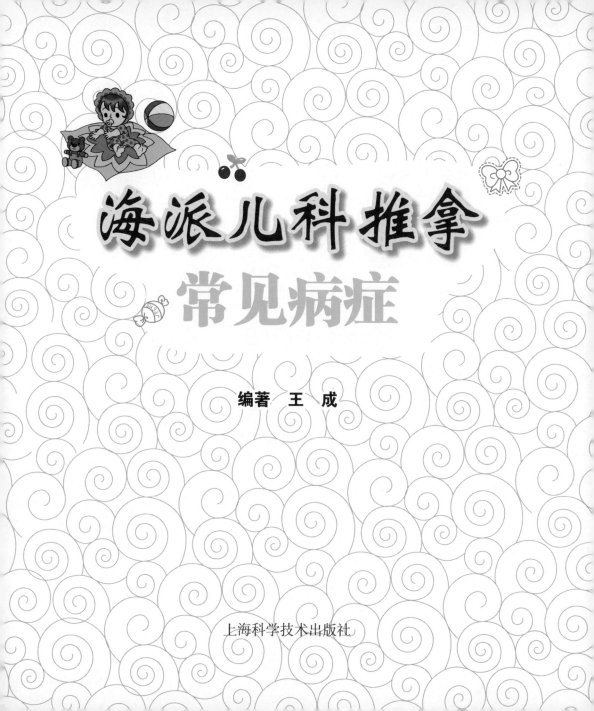

海派儿科推拿
常见病症

编著 王 成

上海科学技术出版社

图书在版编目 (CIP) 数据

海派儿科推拿：常见病症 / 王成编著. —上海：上海科学技术出版社，2019.1

ISBN 978-7-5478-3635-4

Ⅰ.①海… Ⅱ.①王… Ⅲ.①小儿疾病—按摩疗法（中医）②婴幼儿—保健操 Ⅳ.① R244.1 ② R174

中国版本图书馆 CIP 数据核字（2017）第 160464 号

本书得到上海市进一步加快中医药事业发展三年行动计划（2014 年–2016 年）"中医药文化平台建设项目——岳阳医院中医药文化宣传教育基地"项目（编码 ZY3-WHJS-1-1014）和上海市科学技术委员会"听岳阳人讲中医药文化"项目（编码 16DZ2346200）的资助。

海派儿科推拿：常见病症

编著　王　成

上海世纪出版（集团）有限公司
上海科学技术出版社　　出版、发行
（上海钦州南路 71 号　邮政编码 200235　www.sstp.cn）
浙江新华印刷技术有限公司印刷
开本 787×1092　1/24　印张 4²/₃
字数 80 千字
2019 年 1 月第 1 版　2019 年 1 月第 1 次印刷
ISBN 978-7-5478-3635-4/R·1398
定价：25.00 元

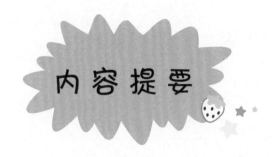

内容提要

　　本书以医患互动的真实案例形式，对生理性黄疸、流涕、发热、咳嗽、过敏、便秘、腹泻、呕吐、腹痛、口臭、厌食、小儿夜啼、抽动秽语综合征、遗尿、发育迟缓、性早熟等16种小儿常见病症的海派儿科推拿防治方法进行针对性的指导，并给出相关注意事项，内容全面、形式活泼，是一本儿科常见病症的推拿防治宝典，是家长们的得力助手！

丛书编委会

总 主 编：金义成　孙武权

副总主编：冯燕华　陈志伟

编　　委：王　成　孔令军　张　昊　高怡琳　蒋诗超　程　波
（以姓氏笔画为序）

本 书 作 者

编　　著：王　成

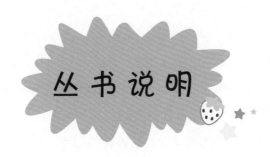

丛书说明

　　2015年，诺贝尔生理学或医学奖授予中国科学家屠呦呦研究员，以表彰她对青蒿素的发现所做出的贡献。屠研究员在瑞典领奖时演讲的主题是"青蒿素：中医药给世界的一份礼物"，这份演讲报告便是一种"文化自信"的表现，是我们向世界传递声音、输出中国上下五千年的知识与文化的标志，是中国的骄傲。通过许多研究团队的努力，我们相信传统中医药能够献给世界的礼物绝不仅中药这一种，还有许多中医疗法都值得深入研究和挖掘，其中就包括中医儿科推拿。

　　儿科推拿是在中医推拿学和儿科学的基础上发展和形成的，而海派儿科推拿则是发生、发展在上海这一特定地域的中医儿科推拿流派。海派儿科推拿以小儿推拿和一指禅推拿为实质内涵，因具有海派文化和海派中医的特色而冠以"海派"之名；而上海地域具有海纳百川、融汇百家、兼收并蓄、扬长补短的人文精神和学术风格，广泛吸取全国各学术流派的临床经验和学术思想，不计较门户之见，使得"海派"有了更多外延与内涵。

海派儿科推拿具有易学、易掌握的特点，只要用心学习、勤加练习，就可以熟练掌握。此外，还有方便易行的特点，不受场地、时间的严格限制，是一种可操作性很强的绿色疗法。编写这套丛书，正是想将"海派儿科推拿"这个十分有特色又十分实用的保健防病技能及其所蕴含的丰厚文化底蕴传播给大众。爸爸妈妈甚至爷爷奶奶、外公外婆，能够在生活中随时为家中小宝贝保健护理，为宝贝的健康保驾护航，是一件多么让人振奋的事情！

希望各位读者能够通过本套丛书，对"海派儿科推拿"有一个相对全面的认识，能够爱上海派儿科推拿并成为海派儿科推拿的学习者和宣传者，让更多人从中获益。也希望能吸引更多有识之士，尤其是年轻人加入到海派儿科推拿这支队伍中来，为儿童卫生保健和医疗事业做出贡献。

金义成　孙武权

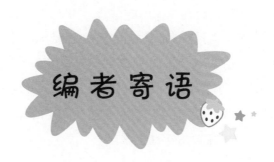

编者寄语

　　学习及从事推拿临床工作已十来个年头了，从事小儿推拿的诊疗工作也有六个年头了。虽然在学校时曾有相关学习，但之前所有的小儿推拿知识学习都是蜻蜓点水。接触伊始，除感叹小儿推拿的神奇疗效外，无论手法、取穴还是理论都自觉犹如"门外汉"一般。所幸在金义成教授、孙武权主任和陈志伟主任的指导和帮助下，笔者熟能生巧，收获良多。

　　从事小儿推拿至今，感慨万千！

　　首先，笔者常常告诫身边家长："小儿推拿是万能的！小儿推拿不是万能的！"小儿推拿适应证多，可广泛应用于儿童保健及众多儿科疾病治疗中。但之所以不是"万能的"，是因为施术者需要有良好的中医儿科知识功底，拥有准确的辨病、辨证能力。小儿疾病往往发展迅速，无论是单纯运用小儿推拿、主要运用小儿推拿，还是只将小儿推拿作为辅助治疗手段，都需要施术者能根据患儿的情况及时进行方案调整。

其次，小儿推拿学习简单。虽然笔者曾经有小儿推拿学习的经历，但真正从事小儿推拿时仍觉得如同"门外汉"，经过系统学习、临床实践后，治疗效果显著。笔者相信，只要拥有对孩子那份执着的爱，你们必然也能学好小儿推拿。

再次，小儿推拿博大精深。小儿推拿从开始学习到学会，比较容易，这就是所谓的"易上手"。可当你真正走入它的殿堂，一定会觉得自身的渺小，你需要太多的中西医知识不断充实自己。笔者也一直鼓励身边的妈妈努力学习相关知识。

本书中除了有笔者临床上的一些感悟及经验，更有挚友小树医生的部分育儿理念，小树医生为一名儿科医生，感谢她在繁忙的工作中仍为小儿推拿的宣传及发展贡献自己的力量。

本书的编写方式即以王医生（笔者）、宝妈和小树医生三者互动的形式，力求生动活泼、增强读者的阅读兴趣，让广大家长们在轻松的阅读体验中学习知识、有所收获。

最后，笔者希望本书能帮助到有需要的家长朋友们，同时也与大家共勉！

王 成

（声明：本书儿童模特的肖像已获其监护人授权同意使用）

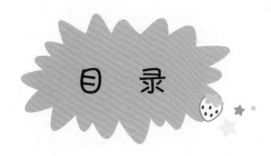

目　录

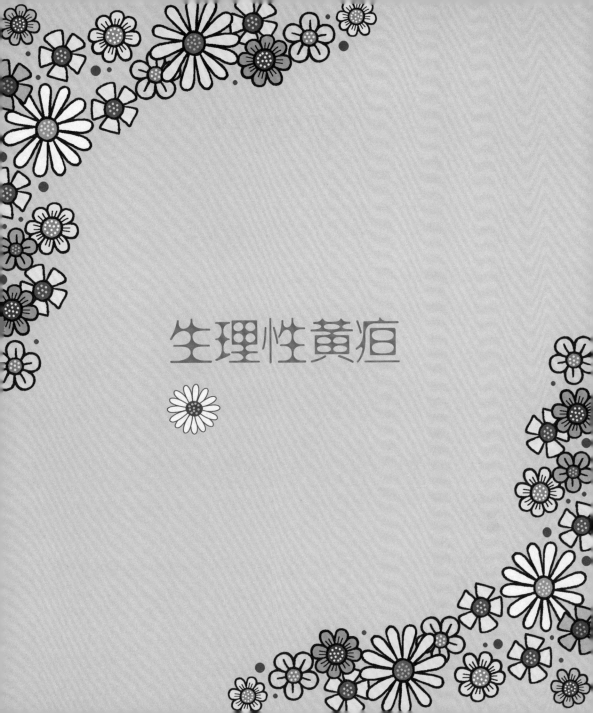

生理性黄疸

小树医生情景再现

经过十月怀胎、一朝分娩，健康的宝宝出生了，宝妈的家庭时间充满了无限的幸福，可没过 3 天，宝妈眼看着自己的宝宝开始慢慢"变黄"，十分担心。周围的妈妈们，有的觉得是生理性黄疸，宝宝自己会好起来；有的觉得很严重，需要立即就诊。宝妈带着满怀的担忧，找到了我们的王医生进行咨询。

王医生对宝妈的做法表示赞许："你咨询医生是对的！曾有很多家长对宝宝黄疸不重视，觉得自己曾经带过患黄疸的宝宝，有经验，可以应付得来，殊不知，每个小宝宝的黄疸原因并不一样；还有些家长存在侥幸心理，认为自己的宝宝都是健康的，胆红素脑病不会发生在自己宝宝的身上，直到发生胆红素脑病抽搐时才就诊，最后留下后遗症甚至导致死亡的悲剧。家长们要知道，一旦发生了胆红素脑病，对宝宝大脑的损害是不可逆的，为了避免悲剧的发生，家长们一定要找专业的医生进行咨询，不要自作主张。"听到这，宝妈的心一下子吊了起来！

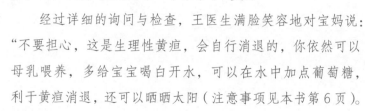

经过详细的询问与检查，王医生满脸笑容地对宝妈说："不要担心，这是生理性黄疸，会自行消退的，你依然可以母乳喂养，多给宝宝喝白开水，可以在水中加点葡萄糖，利于黄疸消退，还可以晒晒太阳（注意事项见本书第 6 页）。

这些天照着我的做法给宝宝推拿，同时再密切观察 10 天就好了！"宝妈将信将疑地依样画葫芦，10 天后，小宝的黄疸真的慢慢消退了！

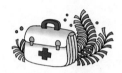 **王医生有话说**

生理性黄疸的发生与新生儿胆红素代谢的特点有关。大部分新生儿在出生后 2~3 天出现生理性黄疸，最迟可在第 5 天出现。生理性黄疸于出生后 4~5 天最明显，足月儿在出生后 10~14 天消退。但妈妈们要知道的是，不是每个孩子出生后都会出现黄疸。有 50%~60% 的足月新生儿会出现生理性黄疸，80% 以上的早产儿会出现新生儿黄疸，持续 3~4 周消退。生理性黄疸不伴有其他症状，小儿精神、反应良好，个别新生儿吃奶稍差。当然，生理性黄疸不需过多干预，只需密切观察就可以了。

少部分宝宝的病理性黄疸是由各种病理因素引起的，如败血症、宫内感染、各种原因的溶血症、缺氧窒息、早产、血肿、红细胞增多症、母乳性黄疸、先天性肝胆系统畸形、代谢性疾病等。病理性黄疸虽然只占新生儿黄疸的小部分，但严重时却可引起胆红素脑病，造成严重并发症（听力、视力下降，脑瘫，癫痫）

甚至死亡，给家庭、社会带来沉重负担。患病理性黄疸的宝宝经医生积极治疗，大部分可避免胆红素脑病的发生，但每年仍可偶见因严重溶血或延误治疗而发生胆红素脑病后遗症的小宝宝。

医生会根据新生儿出生的胎龄、体重、年龄、黄疸出现的时间、黄疸的程度、黄疸持续时间及有无高危因素鉴别生理性黄疸和病理性黄疸。对病理性黄疸，医生会采取积极的检查、治疗措施，严防胆红素脑病的发生。

表 1　简单鉴别生理性黄疸和病理性黄疸

特　征	生理性黄疸	病理性黄疸
发病时间	多在出生后第 2~3 天发病	多在出生后 24 小时内发病
持续时间	最多 2 周，早产儿可 4 周	超过 2 周，早产儿超过 4 周
变化情况	退后不发	退后复发
其他	一般情况良好	相关化验指标超标

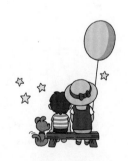

表 2　不同黄疸的发病机制

黄 疸 类 型	发 病 机 制
黄疸黄色鲜明	多见于湿热邪毒蕴结脾胃，熏蒸肝胆，以致胆汁外溢皮肤面目，发为胎黄。孕母内蕴湿热传于胎儿，或胎产之时，或出生之后，婴儿感受湿热邪毒。属于阳黄
黄疸黄色晦暗	婴儿先天禀赋不足，寒湿内生或为湿所侵，黄色晦暗，精神疲乏，属阴黄之候
黄疸瘀积发黄	因婴儿胎黄日久或胎儿先天缺陷，胆道阻塞，胆液外溢，发泛肌肤而发病

表 3　造成新生儿黄疸的常见病症鉴别

常 见 病 症	鉴 别
新生儿溶血病	系指母婴血型不合引起的同族免疫性溶血。我国以 ABO 血型不合最常见。ABO 溶血主要发生在母亲 O 型，而胎儿为 A 型或 B 型，可以发生在第一胎，娩出时黄疸往往不明显。新生儿出生后，由于分解胆红素的能力较差而出现黄疸，容易发生胆红素脑病
母乳性黄疸	喂母乳后发生。患儿一般情况较好，暂停母乳 3~5 天后黄疸减轻。在母乳喂养条件下，黄疸完全消退需 1~2 个月
胆管阻塞	先天性胆道闭锁和先天性胆总管囊肿，使肝内或肝外胆管阻塞。其特点为黄疸呈进行性加重，大便颜色变淡，渐趋白色，尿色如红茶样；体检腹部膨隆，肝脾增大、变硬，腹壁静脉显露
其他	遗传疾病，如半乳糖血症等；药物因素，如由维生素 K_3、维生素 K_4 等药物引起的黄疸

王医生小妙招

第一招：推脊。用小鱼际自上而下直推脊柱 100 次（图 1）。此法具有通经络、和气血的作用。

第二招：揉脐及龟尾，并推下七节骨。用中指揉脐（图 2），拇指或中指端点揉龟尾（图 3），再推下七节骨（图 4）。此法具有调理肠腑、导滞通便之功。

日常调护：晒太阳。避免直晒，用黑色眼罩保护婴儿双眼，以免损伤视网膜，会阴、肛门部用尿布遮盖，其余均裸露，时间以 20 分钟左右为宜。

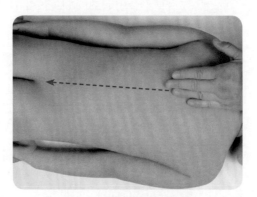

图 1　小鱼际直推脊柱

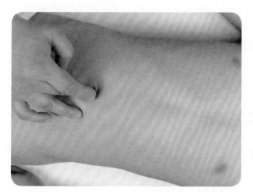

图 2　中指揉脐

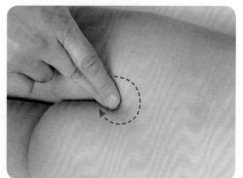

图 3　点揉龟尾

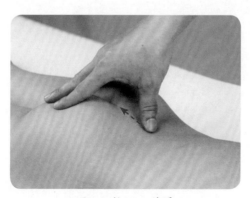

图 4　推下七节骨

扫我看视频

小树医生特别提醒

1. 预防

（1）哺乳期宝妈饮食应清淡、营养丰富，忌饮酒及忌食辛辣、油腻、生冷食物。

（2）新生儿出生后应注意保暖，尽早哺乳，促进胎粪顺利排出，降低高胆红素血症发生的概率。

（3）保护新生儿皮肤、脐部、臀部清洁，避免损伤，防止感染。

2. 调护

（1）注意观察黄疸患儿的全身情况及有无吮乳困难、嗜睡、精神萎靡、两目斜视、四肢强直或抽搐等症状，以便早期诊治。

（2）加强新生儿抚触。背部抚触可刺激背部脊神经后支皮支的反射性，引起脊髓排便中枢兴奋，从而加快胎粪排泄，降低血清胆红素水平，降低新生儿胆红素脑病的发生概率。

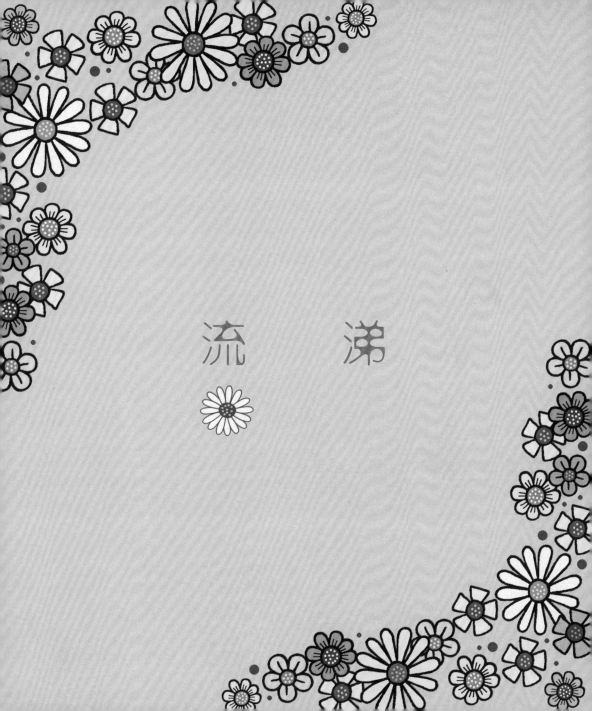

流涕

小树医生情景再现

这两天天气转凉了，看着平时活泼可爱的小宝的小鼻子不时有"鼻涕虫"爬出来，宝妈可犯愁了。这日正逢王医生来家做客，王医生见状缓缓地挽起袖子，示意宝妈不要着急。只见他在小宝的鼻子周围揉揉搓搓，不

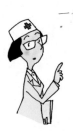

一会，小宝鼻子里的鼻涕全流出来了，小宝兴奋地告诉宝妈："妈妈！妈妈！叔叔弄完鼻子，我好像舒服多了！"王医生自信满满地对宝妈说道："学会了吗？这两天再照着我的做法给小宝按摩，过两三天就好了！"宝妈照着王医生说的做，3天后小宝真的不再流鼻涕了。

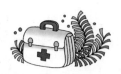

王医生有话说

流涕是鼻部疾病常见症状之一，多见于感冒、鼻炎、鼻息肉、鼻窦炎等。小儿的鼻腔黏膜分泌比较旺盛，如果没有其他不适，可能为冷空气刺激鼻腔引起，不需要特别处理。

小儿感冒初期多见清水样鼻涕，随着病程变化，鼻涕逐渐变浓稠，颜色逐渐变黄，当鼻腔内积存大量黄色"鼻屎"时，预示着整个病程即将结束。

表4　感冒和过敏性鼻炎的鉴别

特　征	感　冒	过敏性鼻炎
发病时间	接触病毒、细菌等后	接触过敏原后
持续时间	一般不超过7天	往往持续时间较长
伴随症状	喉咙痛	咽痒、喉痒
其他	无	常见起床时打喷嚏、流涕，远离过敏原后症状会消失

表5　不同性状鼻涕的常见病因

鼻涕的性状	常　见　病　因
清水样鼻涕	多见于伤风感冒初期和过敏性鼻炎发作时
白色黏液鼻涕	常见于慢性鼻炎。黏脓鼻涕常见于伤风感冒后，随着感冒的好转，黏脓性鼻涕内的脓性成分会逐渐减少，如果病程超过10天，仍流黏脓鼻涕，应考虑患鼻窦炎的可能
黄水鼻涕	多为上颌窦内的浆液囊肿破裂所致
白渣样鼻涕	常由干酪性鼻炎引起，并有恶臭。若呈绿色而有特殊臭味，则是萎缩性鼻炎
黑色鼻涕	多因吸入大量黑色粉尘而致

表6　可出现流涕的常见病症鉴别

常 见 病 症	鉴　　　别
感冒	初期为清水样或者黏液性鼻涕，感冒后期可以出现脓涕
慢性鼻炎	多为黏液性鼻涕，量可多可少
过敏性鼻炎	流清水样涕，量较多，伴有打喷嚏、鼻痒感，可常年发作，也可以季节性发作
慢性鼻窦炎	多为黏液脓性分泌物，双侧或者单侧，伴有鼻塞、头昏、记忆力下降等
鼻息肉	可以出现清水涕，感染时可以伴有脓涕，可出现鼻塞、头昏、记忆力下降等
鼻腔异物	多发生于5岁以下儿童。常见症状为一侧鼻塞，分泌物多，分泌物呈黏液性或黏液脓性。若异物存留时间长，分泌物可呈血性，且有恶臭

王医生小妙招

第一招：按揉迎香。用食（示）、中二指指面或双手拇指指面着力，按揉两侧迎香穴（图5）。此法具有宣通鼻窍的作用。

第二招：搓揉鼻翼。用大拇指自小儿鼻根处搓揉至鼻翼两侧，可同时操作，亦可分别操作（图6）。此法具有清理鼻道之功。

日常调护：热敷。用湿热的毛巾在宝宝的鼻子上进行热敷。鼻黏膜内分布的毛细血管遇热收缩后，液体分泌减少，鼻腔会比较通畅，黏稠的鼻涕也较容易流出来。

扫我看视频

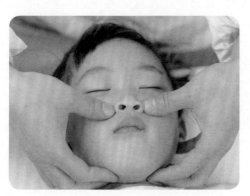

图 5　按揉迎香

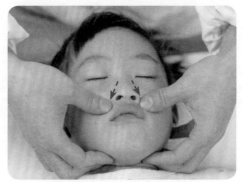

图 6　搓揉鼻翼

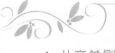

小树医生特别提醒

　　1. 儿童单侧鼻塞伴涕中带血可能为鼻腔内异物引起，需及时就医。

　　2. 推拿过程中极少数儿童可能会由于操作者操作不当出现鼻出血现象，不必惊慌，及时止血即可。

发　热

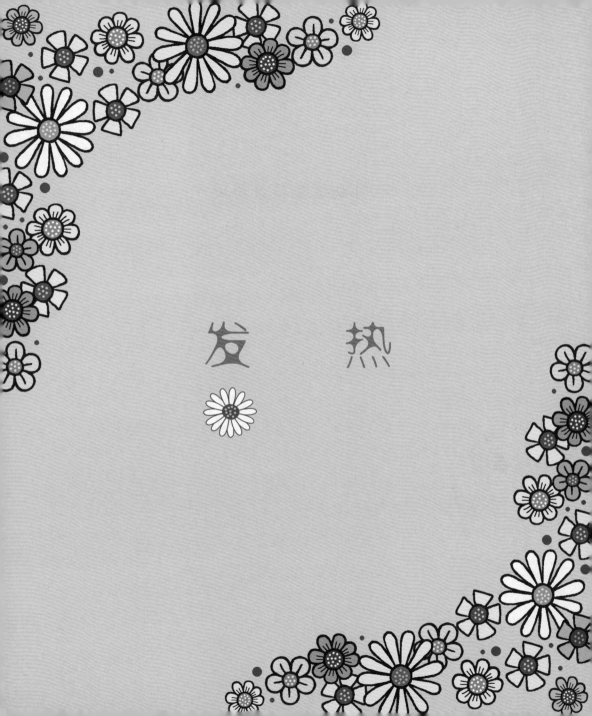

小树医生情景再现

　　周一一大早，宝妈就带着小宝来门诊找王医生，只见她紧锁着眉头，一脸慌张地说道："王医生，快来看看我们家小宝是不是发热了，昨天从公园回来还好好的，今天早上摸摸头和手心，感觉发烫啊！要不要找儿科医生看看啊？急死我们一家人了！"王医生让宝妈先不要这么着急，量量体温再说。一量发现，宝宝的体温37.3℃。王医生告诉宝妈："小宝虽然体温稍高些，但还不至于发热，一般来说，宝宝的腋温超过37.5℃才意味着宝宝已经发热。先不用着急去找儿科医生，我给他揉揉看，说不定能把温度降下来呢！"只见王医生在小宝的头上、手臂上推推揉揉，不一会儿，小宝脸上就恢复了往日可爱的笑容。王医生告诉宝妈："这些手法家长也可以学一下，回家后再给小宝推推，说不定体温就正常了呢！"宝妈看着小宝精神起来，也舒展了眉头，露出了笑脸。

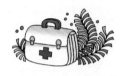

王医生有话说

　　发热是指致热原直接作用于体温调节中枢，体温调节中枢功能紊乱或其他原因引起的产热过多、散热减少，导致体温升高超过正常范围的情形。宝宝因为神经系统发育不完善，体温调节功能不健全，抵抗力比成人弱，故常会因感染而引起发热。家长若觉察到孩子发热时，可以每 4 小时测 1 次体温，把测量结果记录下来，这样有助于准确地掌握病情。发热是宝宝的机体对致病因子的一种防御反应，对于 38℃以下的发热，家长们不必匆匆降温退热，见热就退反而可能掩盖病情，不利于疾病的诊断和治疗。

　　对于宝宝发热不超过 38℃的情况，王医生建议家长们尝试在家中用推拿的办法给宝宝退热，简单又实用。

表7 宝宝发热的原因

类 别	常 见 原 因
非疾病性发热	1. 活动量过多，体温暂时升高 2. 刚洗完热水澡 3. 衣服穿太多，透气性差 4. 刚喝完热水 5. 室温较高，宝宝对温度变化敏感 6. 刚注射完计划免疫接种针，身体的自我反应
疾病性发热	1. 若咽部充血、扁桃体肿大，并伴有咳嗽、鼻塞、流涕、打喷嚏等，可能为普通感冒、病毒性咽炎、喉炎、支气管炎、细菌性咽扁桃体炎 2. 若皮肤出现小疹子，可能为常见的出疹性传染病，如幼儿急疹、麻疹、风疹等 3. 若出现疱疹，可能为水痘、手足口病等 4. 若宝宝喉中有痰鸣音或水泡音，此为急性支气管炎或支气管肺炎的体征，应考虑喘息性支气管炎或支气管哮喘 5. 某些肿瘤性疾病、血液病、胶原及胶原基因变异性疾病及一些代谢障碍性疾病也可出现发热症状
假性发热	1. 家长触摸小儿前额时温度估计错误，误判发热 2. 测量体温时温度计使用不正确 3. 测量体温的仪器本身出现问题

表8　常见发热分型

热　型	主　要　表　现	常　见　疾　病
稽留热	体温恒定维持在39℃以上的高水平，达数天或数周。24小时内体温波动不超过1℃	常见于伤寒、大叶性肺炎、流行性脑脊髓膜炎、恙虫病等症状明显期
弛张热	是指24小时内体温波动幅度超过2℃，但最低点未达正常水平的热型	常见于伤寒的缓解期、败血症、风湿热、细菌性肝脓肿等
间歇热	体温骤升至最高峰，持续数小时，又迅速降至正常水平，无热期可持续1天至数天，如此高热期与无热期反复交替出现	见于疟疾、急性肾盂肾炎等
回归热	是指体温急升，高热持续数日后自行骤降，数日后再出现高热的热型	可见于回归热、霍奇金病等
波状热	是指体温逐渐上升达39℃或以上，发热数日后体温逐渐下降，数日后再发热数日的热型	可见于布鲁氏菌病等
不规则热	是指发热病人体温变化无一定规律的热型	可见于结核病、风湿热、支气管肺炎、流行性感冒、败血症、癌性发热等

王医生小妙招

第一招：开天门。用双手拇指螺纹面，自小儿眉心交替向上推至发际边缘，约 50 次（图 7）。

第二招：推坎宫。用双手拇指螺纹面，沿眉毛自小儿眉心向两旁眉梢直推，约 50 次（图 8）。

第三招：揉太阳。用拇指或中指指端按揉眉梢后太阳处，约 50 次（图 9）。

第四招：清天河水。用拇指螺纹面或食（示）、中指螺纹面着力，自小儿腕横纹中点推向肘横纹中点，约 300 次（图 10）。

备注：家长运用以上四招时需使用清水作为介质，操作时应使宝宝局部皮肤有透凉感。

扫我看视频

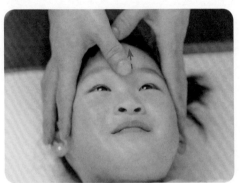

图 7　开天门

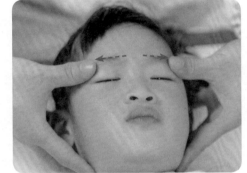

图 8　推坎宫

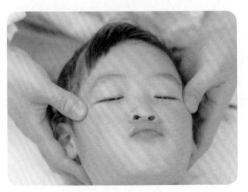

图 9　揉太阳

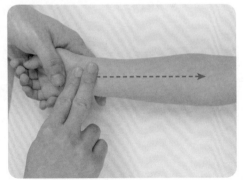

图 10　清天河水

小树医生特别提醒

1. 推拿的同时也要及时为宝宝补充水分，让宝宝多喝温开水。

2. 若推拿几天效果不明显，或宝宝哭闹厉害不配合推拿，或见发热没有明显减退迹象，或发热同时伴有其他明显的症状时，家长需要及时带宝宝去医院就诊，以免发生意外。

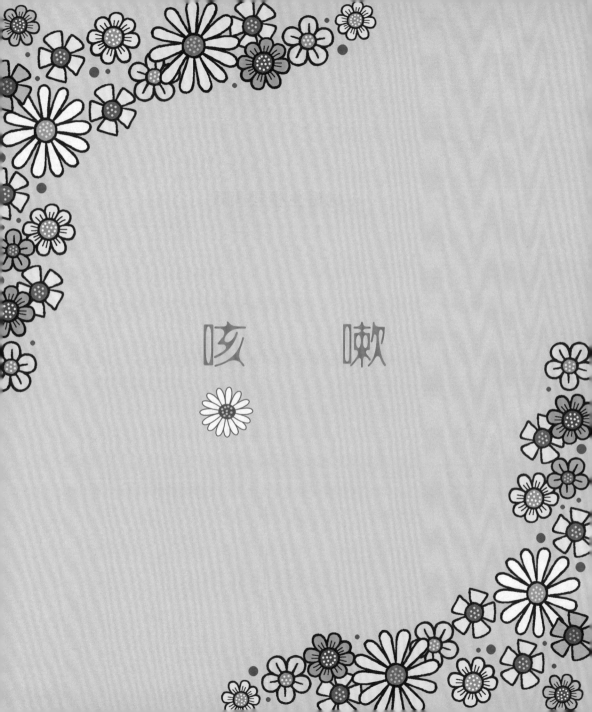

咳　　嗽

小树医生情景再现

　　这几日天气变化很大，就连一些成人也出现了咳嗽、流鼻涕、头痛等症状，更别说抵抗力差的宝宝了。很不幸，小宝开始咳嗽了，精神不好甚至有些哭闹。宝妈十分担心，一大早便带着小宝来医院找儿科医生，儿科医生看了看小宝的情况，建议先不要着急吃药，或许推拿科的王医生帮小宝揉揉就会好些。宝妈将信将疑地带着小宝到楼上找王医生，王医生看了看小宝的情况，让小宝坐好，只见他在小宝身上这里揉揉、那里按按，不

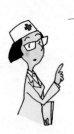

一会儿，小宝咳嗽逐渐减轻了，小宝也变得乖巧起来，开心地叫着"妈妈"，对着王医生露出了可爱的笑脸。王医生对宝妈叮嘱道："这些动作可以回家后给小宝继续做，坚持做2天，小宝会很快好起来的！"宝妈认真向王医生学习后，回家照着做，不出2天，小宝真的不咳嗽了。

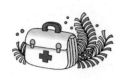

王医生有话说

咳嗽是常见症状之一，是一个暴发性的防御反射动作，以清除气管及支气管内的分泌物及异物。宝宝的抗病能力较差，容易在天气突变时出现感冒的一系列症状，其中咳嗽是常见的症状，但每个宝宝出现咳嗽的原因可能不一样，有的是因为冷空气刺激了气管和支气管，有的则因为是感染。

当宝宝出现咳嗽时，妈妈首先需要为宝宝测量体温，看看宝宝是否伴有发热。倘若宝宝出现咳嗽的同时也出现高热或其他较为严重的症状，妈妈就需要及时带宝宝到医院就诊。

表9　根据不同病程，小儿咳嗽可以分为三类

分　类	病　　程
急性咳嗽	病程小于2周。多由上呼吸道或下呼吸道感染以及哮喘急性发作引起
亚急性咳嗽	病程大于2周而小于4周。除呼吸道感染外，可见于细菌性鼻窦炎和哮喘
慢性咳嗽	咳嗽症状持续4周以上

表 10 根据中医理论及推拿治病的特点，可以将咳嗽分为三种类型

分 类	特 征
肺寒咳嗽	面白，畏风多涕，咳嗽痰稀
肺热咳嗽	面红，身热喘满，咳嗽痰稠
肺虚咳嗽	面色发白，咳而气逆，体虚多汗，泄泻

王医生小妙招

第一招：按天突。用中指端着力按胸骨切迹上缘凹窝处，约300次（图11）。

第二招：推揉膻中。用一指禅推或中指端揉胸骨正中、两乳连线中点处，约30次；再用食（示）、中指指端自胸骨切迹向下推至剑突，约150次（图12）。

第三招：推揉肺俞。用一指禅推或揉第三胸椎棘突下旁开1.5寸处，约300次（图13）。

扫我看视频

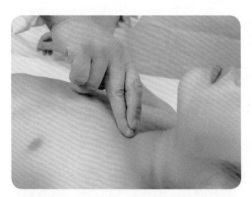

图 11　按天突

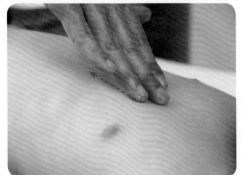

图 12　推揉膻中

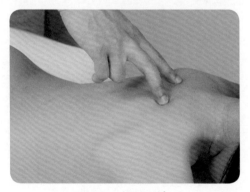

图 13　推揉肺俞

日常调护：

1. 慎衣着，适寒热，防外感。

2. 多饮水，忌食海鲜、鸡蛋及辛辣刺激的食物。

3. 忌食一切甜食，如巧克力、含白砂糖的糕点等。

1. 小儿咳嗽是常见病，在推拿治疗无效的情况下还应及时就医。

2. 在小儿出现咳嗽时，一定要先测量小儿的体温，以确定其是否发热。

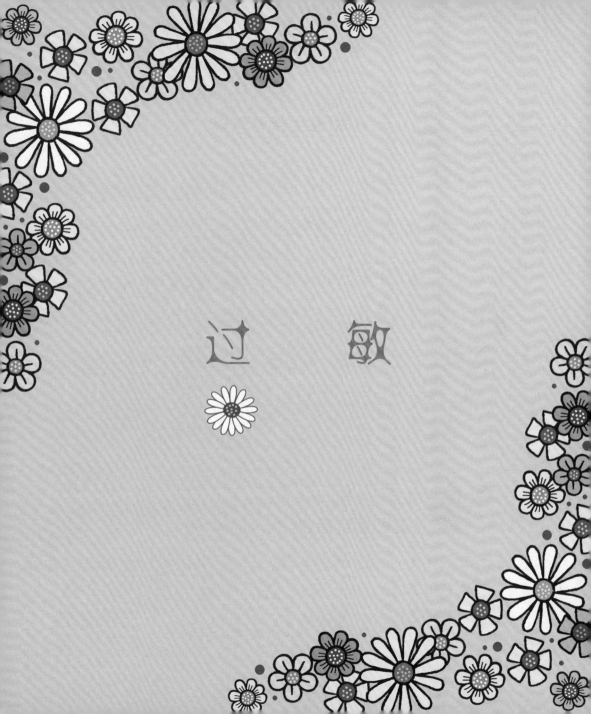

过 敏

小树医生情景再现

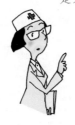

春天到了，宝妈一家带着小宝来到公园，想体验一下鸟语花香的春天气息，谁知当小宝刚凑近小红花，就一连打了几个喷嚏，不一会儿"鼻涕虫"就"爬"了出来，皮肤上也出现了一些小红点，吓得宝妈也没心思逛公园了，连忙给王医生打了个电话："王医生，我家小宝一靠近花就又打喷嚏又流鼻涕的，请问这是怎么一回事啊？我家里也有花，也不见有这个情况，我好担心啊！"王医生告诉宝妈别着急，这个可能是因为小宝属于过敏体质，让宝妈带小宝来医院看看。宝妈带着小宝，打车找到了王医生，只见王医生在小宝的背上捏捏、手上揉揉，小宝路上还在打的喷嚏不打了，宝妈脸上也乐开了花。

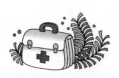

王医生有话说

小儿过敏体质多与遗传有很大的关系，且每次发作与小儿的自身免疫力有关。常见表现可以是过敏性鼻炎、哮喘、咳嗽、咽喉炎、紫癜、湿疹、荨麻疹、结膜炎、腹泻等。诱发过敏的物质涉及环境中的花粉、动物皮毛、尘螨甚至是食物（如鸡蛋、牛奶、海鲜等），可以说防不胜防。

当小儿出现过敏表现时，家长不必着急，远离过敏原是关键。如果宝宝长期不与过敏原接触，体内相应的抗体或淋巴细胞就会渐渐减少，过敏反应会有逐渐缓解的可能。此外，平时还要加强小儿的户外活动，增强其体质，提高其对疾病的防御能力；同时给予丰富的营养补充。

如何预防过敏体质出现呢？

1. 明确过敏原，尽可能远离。

2. 保持家中整洁，保持房间通风。

3. 适当地进行户外活动，提高小儿自身免疫力。

4. 及时补充营养，特别是维生素 A、维生素 C、维生素 E 等。

5. 避免饲养宠物，避免在家中摆放过多的植物。

表 11　小儿过敏的表现类型和原因

表 现 类 型	原　　因
哮喘	多为呼吸道慢性炎症反应。炎症主要是由炎症细胞所释放的各种炎症介质直接或间接损害呼吸道表皮或肺组织，使呼吸道平滑肌过度收缩、呼吸道阻力增加、气管收缩，从而引起慢性咳嗽、慢性咽喉炎、支气管炎、胸闷、呼吸急促等症状
鼻炎	变应性鼻炎（过敏性鼻炎）是季节性的慢性疾病，因受过敏原刺激，引起鼻黏膜水肿、腺体分泌增加、感觉神经末梢兴奋，出现流鼻涕、打喷嚏、鼻塞、鼻痒等症状，严重时会发展成慢性鼻窦炎

（续表）

表 现 类 型	原　　因
花粉症	逢花开季节，人体接触空气中的花粉，引起过敏体质者呼吸道、眼部和皮肤的过敏反应。主要表现为阵发性喷嚏、流清鼻涕、鼻塞、头痛、流泪，状如感冒；有的还伴有上腭、外耳道、鼻、眼等部剧痒，可出现局部或全身性荨麻疹、瘙痒等症状。严重者可出现胸闷、憋气、哮喘等
结膜炎	过敏性结膜炎是眼结膜发炎，出现眼部发痒、发红、结膜充血
皮肤炎	季节性不明原因的皮肤瘙痒，越抓越痒，奇痒难忍，这就是一种过敏性体质的症状。异位性皮肤炎大多发生在婴幼儿身上，皮肤出现红肿、瘙痒，常分布于手腕和脚腕处。会反复发作，长大后变苔藓状
荨麻疹	又称风疹块，是丘疹、皮疹的反复发作，大多是由过敏原引起的
食物过敏	会出现慢性腹泻、肠绞痛、胃胀气、恶心、呕吐等症状。部分过敏体质的人会对含有过敏原的食物（如海鲜等）产生过敏现象
其他	包括药物、酒精、化妆品等过敏，导致皮肤发红、发痒、红肿。可能伴随类似流行性感冒的症状，如头痛、关节疼痛、低热等症状

王医生小妙招

　　小儿的过敏体质，本质还是因为自身免疫力较差，不能抵抗外邪的侵袭，小儿推拿可提高正气，增强小儿自身抵抗病邪的能力。

　　第一招：捏脊。用拇指桡侧缘顶住皮肤，食（示）、中两指前按，三指同时用力提拿肌肤，沿患儿脊柱，自上而下，双手交替捻动向前推行3~5次（图14）。

　　第二招：推揉肺俞。用一指禅推或揉第三胸椎棘突下旁开1.5寸处，约300次（见本书第27页图13）。

　　日常调护：小儿身体娇嫩，避寒保暖的同时也要多进行户外活动、多锻炼，配合经常使用上述两个小妙招，宝宝的体质会逐渐增强。

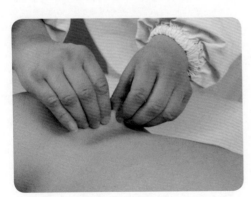

图14　捏脊

扫我看视频

小树医生特别提醒

1. 在小儿出现过敏表现而家长又无法识别过敏原时，需及时到医院就诊，查清过敏原。我们日常食用的食物，如牛奶、鸡蛋、小米等很可能就是小儿的过敏原。

2. 增强小儿的体质是关键。平日里让宝宝多活动，有时候小孩调皮一些也不是坏事。

3. 若是小儿出现的症状较为严重，家长需带着宝宝及时择近就医。

为孩子创造健康卫生的生活环境，需保持室内卫生，经常开窗通风，保持适宜温度和湿度；春季尽量少让孩子接触花粉，远离过敏原，这是防止过敏再次发生的有效办法。

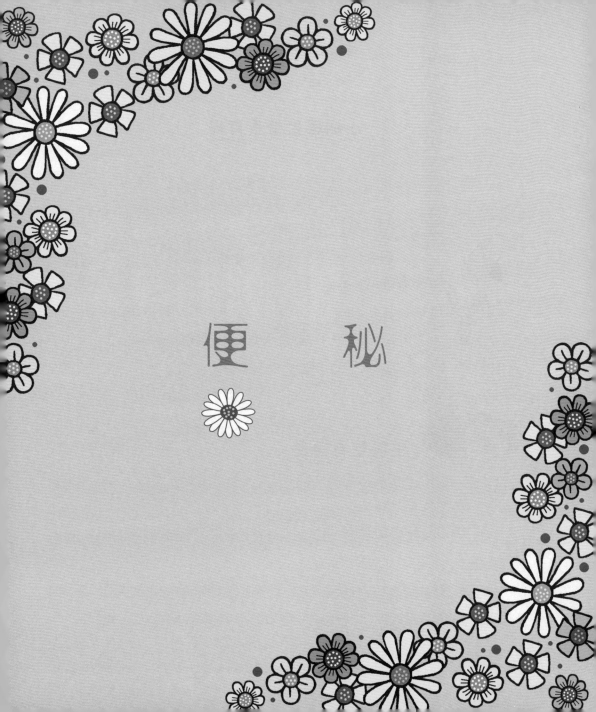

便　　秘

小树医生情景再现

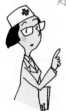

　　这几天不知什么原因，小宝的大便明显干结，排出时间延长。小宝这几日起居正常，饮食也很规律，宝妈实在想不出原因。宝妈有点不知所措，赶紧抱着小宝去医院找王医生求助。王医生问明情况之后，就给小宝推拿了一会儿，并且叮嘱宝妈应如何合理饮食，并且观察小宝下次排便情况。到了第二天，小宝的排便果然顺畅许多，只是较平时还有些困难，宝妈依照王医生的推拿手法以及饮食调理方法做了做，3天后，小宝排便正常了。

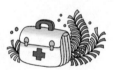

王医生有话说

　　便秘是指大便坚硬干燥，或艰涩难于排出，且排便时间延长的一种常见慢性病症。是儿科较为多见的一个证候，有时单独出现，有时继发于其他疾病的病程中。便秘可以分为实秘与虚秘，前者多因燥结气滞而成，后者因气血虚弱、津液不足而致。

　　由于小儿饮食营养不足或质量不当，如摄入膳食纤维太少、蛋白质过多，饮水量太少或突然改变饮食习惯等均能引起便秘，此为最常见原因。

表 12　实秘和虚秘的鉴别

类　　型	鉴　　别
实秘	大便干结，胸胁痞满，腹中胀满，面红身热，口臭心烦，口干欲饮，不思乳食，嗳气泛酸，小便短赤
虚秘	面色㿠白，指爪无华，形瘦气怯，便软，便秘不畅，努挣难下，小便清长，腹中冷痛，喜热恶冷，四肢欠温

表 13　小儿便秘的常见原因及其表现

常见原因	表　　现
肠道畸形	长期排便时间长，仅能排出少量粪便，伴有腹胀、呕吐甚至无粪便排出
肛周感染	主要有肛周持续跳动性疼痛，坐卧不安，排便时有疼痛
肠梗阻	排便伴有腹痛，肛门无排气，有呕吐等症状
先天性巨结肠	顽固性的便秘和腹部鼓胀

王医生小妙招

第一招：按揉膊阳池。用中指端着力，于小儿腕背横纹中点上 3 寸处做揉法，约 50 次（图 15）。

第二招：揉中脘。用中指指面着力，在小儿脐上 4 寸处做揉法，约 3 分钟（图 16）。

第三招：摩腹。用手掌掌面或食（示）、中、无名（环）指指面着力，在小儿腹部做顺时针抚摩，约 5 分钟（图 17）。

第四招：揉脐。用掌根或中指端着力，在小儿的脐部做揉法，约 5 分钟（见本书第 7 页图 2）。

第五招：按龟尾。用拇指端或中指端着力，点按龟尾，约 5 分钟（图 18）。

第六招：推下七节骨。用拇指螺纹面或食（示）、中两指螺纹面自小儿命门穴向尾椎骨端直推，约 100 次（见本书第 7 页图 4）。

日常调护：

1. 合理膳食，多饮水，多吃粗纤维的食物。

2. 养成定时排便的习惯，避免久蹲或努挣。

扫我看视频

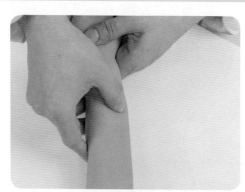

图 15　按揉膊阳池

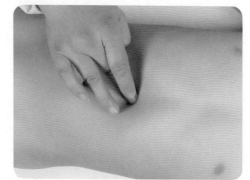

图 16　揉中脘

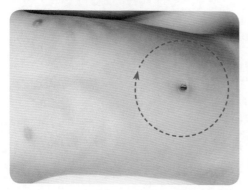

图 17　摩腹

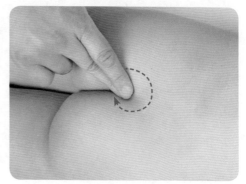

图 18　按龟尾

小树医生特别提醒

1. 大便若带血，多为肠道疾病，需及时就医。

2. 推拿过程中，揉腹部以及刺激其他穴位时，需要儿童配合，以达到调节脏腑使肠蠕动加速的目的。

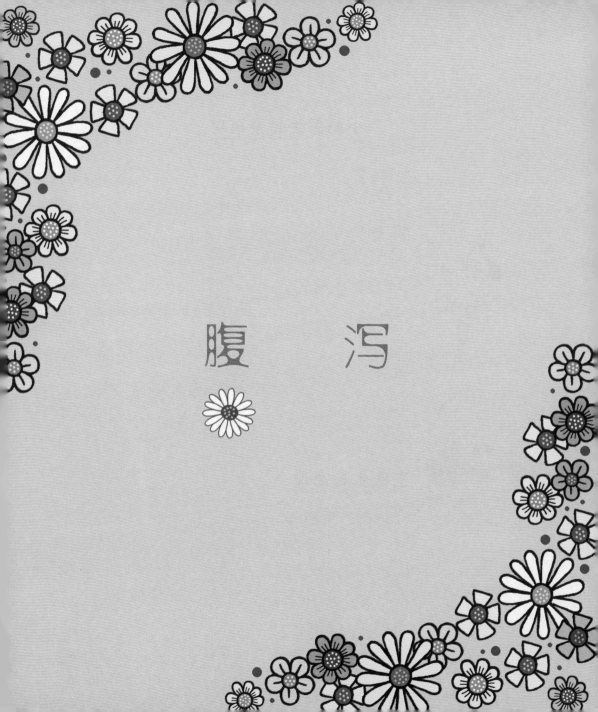

腹　　泻

小树医生情景再现

　　夏天已经不知不觉地来了。中午正热的时候，宝妈把放在冰箱里的西瓜拿了出来，想缓缓再吃。谁知小宝却在宝妈不注意的时候拿起西瓜就吃，刚吃完就让宝妈发现了，宝妈想了想，觉得大热天吃点冰西瓜应该也没事。可不巧的是，没过 2 个小时，小宝就开始频繁拉肚子了。宝妈急坏了，赶紧给王医生打电话。王医生建议宝妈给小宝揉一会儿脐。宝妈按照王医生建议的简单方法做了一下，小宝的腹泻果然止住了。

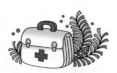

王医生有话说

　　小儿腹泻是指粪便溏薄甚至稀薄如水样，每日大便次数增多。多发于夏秋季节，尤以 2 岁以下的小儿易发。一般小儿腹泻多是吃了不干净的食物造成的，如细菌性痢疾。如果腹泻不严重，可不予处理，一般 3~4 天可自愈；如果久泻迁延不愈，则会严重影响小儿的营养吸收和生长发育，需要及时就医。

表 14　腹泻的中医分型及表现

中 医 分 型	表　现
寒湿泻	大便清稀，泡沫多，色淡，不臭；肠鸣腹痛，小便清长
湿热泻	大便泻下稀薄，急迫暴注，色黄褐，味臭；小便短赤
伤食泻	大便量多、稀薄，杂有残渣和乳块，气味酸臭；嗳气纳呆，脘腹胀满拒按，常伴呕吐、矢气；泻前哭闹，泻后缓解
脾虚泻	久泻不愈，大便水样、色淡，次数频多，食入即泻，时轻时重；面色萎黄
脾肾阳虚	大便水样，次数频多，泄泻无度，完谷不化；面黄神萎，肢软无力，四肢厥冷

表 15　导致小儿腹泻的常见病症及特点

常 见 病 症	特　点
细菌性痢疾	腹痛，腹泻，里急后重，便中带血
肠易激综合征	大便多呈稀糊状，便中带有黏液，下腹部痛；或有便秘，排便窘迫感
慢性胃炎	餐后痛，上腹部痛，进餐后有饱胀感，常伴有嗳气、食欲不振、恶心、呕吐等症状存在
结肠炎	腹泻，便中带有黏液脓血，中下腹痛，便后疼痛缓解，可伴有恶心

王医生小妙招

第一招：补脾经。用拇指螺纹面着力，在小儿拇指螺纹面做旋推，约300次（图19）。

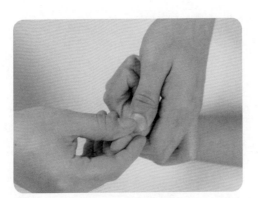

扫我看视频

图 19　补脾经

第二招：摩腹。用手掌掌面或食（示）、中、无名（环）指指面着力，在小儿腹部做逆时针抚摩，约5分钟（见本书第39页图17）。

第三招：揉脐。用掌根或中指端着力，在小儿的脐部做揉法，约5分钟（见本书第7页图2）。

第四招：按龟尾。用拇指端或中指端着力，点按龟尾，约5分钟（见本书第39页图18）。

第五招：推上七节骨。用拇指螺纹面或食（示）、中两指螺纹面自小儿尾椎骨端向命门穴直推，约100次（图20）。

日常调护：腹泻期间，让小儿多吃清淡、易消化的食物，建议喝热粥。

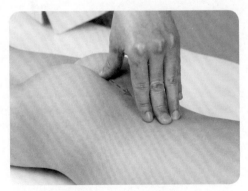

图20　推上七节骨

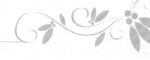

小树医生特别提醒

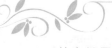

　　1. 儿童如果出现长期的腹泻，且便中带脓血，需及时就医。

　　2. 若小儿腹泻泻下清稀，多以第一、二招为主；若大便黏腻、色黄而臭，以第三招为主。

呕 吐

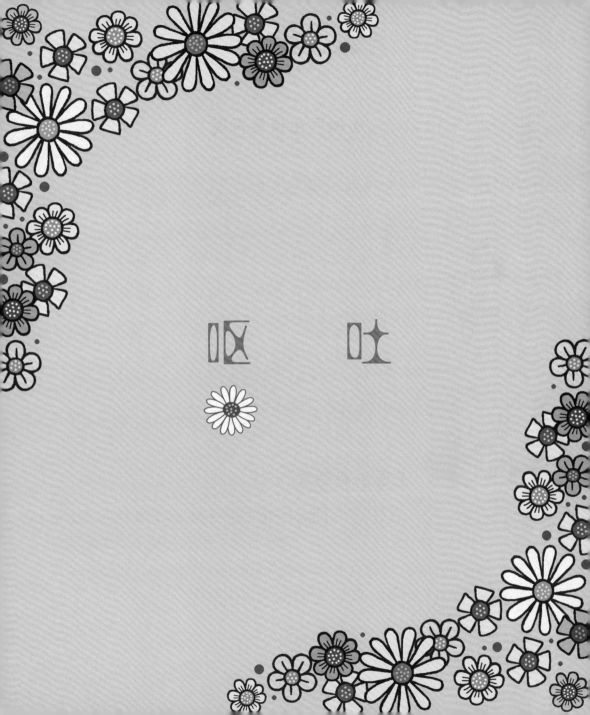

小树医生情景再现

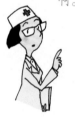

　　刚刚吃过午饭不久，小宝就开始哭闹，捂着肚子很不舒服的样子，没过一会就吐了出来。宝妈很是着急，想着中午也没吃什么不好消化的食物啊。这时候宝妈灵机一动，想起了王医生教过的小儿推拿的治疗方法，王医生说过，腹泻和呕吐常是一起出现的，那治疗腹泻的方法应该也可以治疗呕吐。宝妈赶紧为小宝按揉了脾经、大肠、小肠等穴位和穴部，小宝腹部的不适果然缓解了很多，宝妈高兴极了。

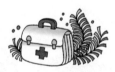

王医生有话说

　　小儿呕吐是指以乳食从口中吐出为主要表现的一种儿科常见病症，是消化道功能障碍的一种表现。多见于伤食，这种情况的患儿在呕吐后不适感会明显缓解，一般不需要处理。如果呕吐迁延不愈，可见多种胃肠道疾病，如食管炎、急性胃炎、先天性肥厚性幽门狭窄、肠梗阻、肠蛔虫堵塞等。

表 16　伤食和胃肠疾病的鉴别

类　别	发 病 时 间	持 续 时 间
伤食	饮食不洁后	一般吐后即可缓解，1~2 天即可病愈
胃肠道疾病	可发于平时，无明显诱因	持续时间长，症状反复，病情迁延不愈

表 17　小儿常见的胃肠道疾病鉴别

疾　病	鉴　别
食管炎	咽喉痛，吞咽困难，或伴有恶心、呕吐
急性胃炎	饭后上腹部疼痛不适，伴有腹泻、恶心、呕吐或黑便
先天性肥厚性幽门狭窄	频繁呕吐，呕吐不含胆汁的胃内容物，甚者可见喷射状呕吐（常见于出生后 6 个月以内的婴儿）
肠梗阻	腹痛，腹胀，呕吐，无排气、排便
肠蛔虫堵塞	脐周阵发性腹痛，呕吐，可有便蛔虫或吐蛔虫史

王医生小妙招

第一招：推板门。用拇指桡侧缘着力，自小儿大鱼际的掌根处直推向其拇指指跟，约100次（图21）。

第二招：推膻中。用食（示）、中两指螺纹面着力，自小儿喉往下直推至肚脐正中直上4寸中脘穴处，约300次（见本书第27页图12）。

第三招：揉中脘。用掌根或大鱼际着力，在小儿中脘部做揉法，约300次（见本书第39页图15）。

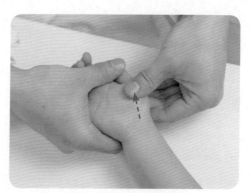

图 21 推 板 门

扫我看视频

1. 饮食节制，冷热适度。

2. 注意腹部的保暖，睡觉的时候用被褥盖于小儿腹部。

3. 找出呕吐的原因，若呕吐严重，或继发吸入性肺炎，或出现脱水、酸中毒等，应及时配合中西医综合治疗。

4. 患儿呕吐时，家长应将患儿头置于侧位，避免呕吐物吸入气管。

腹痛

小树医生情景再现

夏天来了，小宝整天吵着要吃冷饮，对小宝疼爱有加的外婆架不住小宝的央求，偷偷给小宝买了冷饮吃。谁知小宝吃完冷饮没多久，小肚皮就开始痛了，这可急坏了小宝外婆。正巧路上碰到了王医生，王医生询问过情况之后，来到小宝家开始了治疗。只见他一会儿捏捏小宝的手，一会儿揉揉小宝的肚子。不一会儿，小宝的肚子就不痛了。临走时，王医生叮嘱外婆道："小孩子肠胃不像大人，以后吃冷饮要当心啦！"

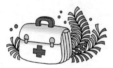

王医生有话说

腹痛是儿科常见的病症，引起小儿腹痛的原因多为乳食积滞、脾胃虚寒、蛔虫扰动。因此，发病前多有受寒、饮食不当等诱因。年龄大点的患儿能自述其疼痛的部位、程度等；婴幼儿无故啼哭或夜间啼哭剧烈，要考虑腹痛的可能。

小儿腹痛可分为器质性腹痛与功能性腹痛两种。器质性腹痛是指腹内器官有病理变化，如阑尾炎、肠梗阻、腹膜炎、消化性溃疡等，疼痛一般较为剧烈，伴有局部腹壁的紧张，压痛较明显，这一类腹痛需要及时到医院就诊；功能性腹痛则多由单纯的胃肠痉挛引起，也就是我们本篇所讲的腹痛。

王医生小妙招

第一招：揉外劳宫。用拇指螺纹面着力，在小儿掌背第三、四掌骨间凹陷中，与内劳宫相对处做揉法，约 50 次（图 22）。

第二招：揉一窝风。用拇指端着力，在小儿掌背腕横纹中点凹陷处做揉法，约 50 次（图 23）。

第三招：摩腹。用手掌掌面或食（示）、中、无名（环）指指面在小儿腹部做摩法，约 5 分钟（见本书第 39 页图 17）。

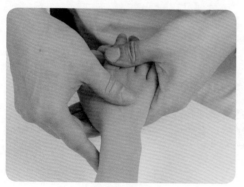

图 22　揉外劳宫

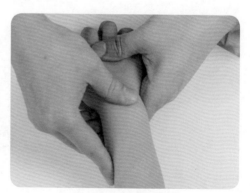

图 23　揉一窝风

　　第四招：揉脐。用中指端着力，在小儿脐部做揉法，约3分钟（见本书第7页图2）。

　　第五招：按揉足三里。用拇指端着力，在小儿外膝眼下3寸，胫骨旁开1寸处做按揉法，约50次（图24）。

 扫我看视频

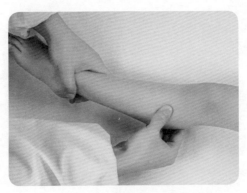

图24　按揉足三里

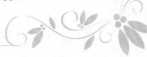

小树医生特别提醒

　　1. 避免感受风寒，注意腹部保暖。

　　2. 注意饮食卫生，乳贵有时、食贵有节，不要食用生冷之品。

　　3. 注意与器质性腹痛鉴别，以免延误病情。

口　臭

小树医生情景再现

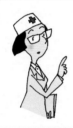

　　小宝今年 3 岁了，平时聪明活泼，也比较好动，但就是有口臭，而且舌苔厚腻、大便干结。宝妈试了很多办法，什么漱口啊、刷牙啊，都不管用。小宝这口臭到底是怎么一回事呢？

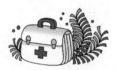

王医生有话说

　　很多人都认为，口臭可能只是消化系统或者口腔内部出了问题，但事实上，身体其他部位出了问题也会出现口臭的情况。口臭虽然不是独立的疾病，但有可能是某种疾病的警示信号，也有可能引起发热、呕吐、腹泻，所以家长们一定要重视。

表 18　小儿口臭味辨病

口 臭 味 类 型	常 见 病 症
臭鸡蛋味	常提示消化不良
腐败性臭味	多为口腔内炎症，提示口腔卫生习惯不良
脓性口臭	多为宝宝鼻腔异物、萎缩性鼻炎、鼻窦炎、化脓性扁桃体炎、支气管扩张等疾病的病灶形成溃疡、糜烂、化脓引起
酸味	多见于胃肠功能紊乱
血腥味	常见于鼻出血、消化道出血等出血性疾病

王医生小妙招

第一招：清补脾经。用拇指螺纹面着力，在小儿拇指螺纹面先自指尖直推向指节处，然后旋推。直推约 100 次，旋推约 300 次（图 25）。

第二招：清胃经。用拇指螺纹面着力，自小儿拇指第一节处向掌根方向直推，约 300 次（图 26）。

第三招：横纹推向板门。用拇指桡侧着力，自小儿掌根向拇指指根处直推，约 100 次（图 27）。

第四招：按揉大横。用双手拇指螺纹面着力，在小儿腹部脐两侧旁开 4 寸处做按揉法，约 50 次（图 28）。

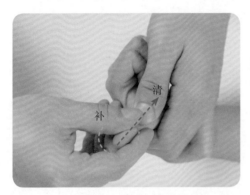

图 25　清补脾经

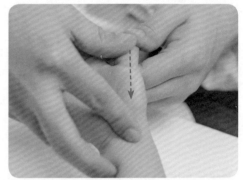

图 26　清胃经

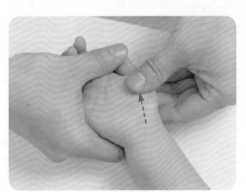

图 27　横纹推向板门

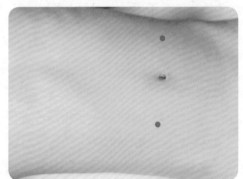

图 28　按揉大横

小树医生特别提醒

1. 培养宝宝从小重视口腔卫生的习惯，做到饭后漱口、早晚刷牙；3岁以内的宝宝不会刷牙，可每次饭后用清水或纱布清洗口腔。

2. 饮食要有规律，多吃蔬菜水果，粗细搭配，不挑食、不偏食、不暴饮暴食。

3. 少量多餐饮食，防止消化不良。

4. 注意预防并及时治疗龋病及牙排列不齐。

5. 少吃甜食，特别是睡前不吃甜食。

6. 创造良好的家庭环境，保持宝宝积极乐观的情绪，以确保口腔唾液的正常分泌。

7. 宝宝所用食具、奶具要经常清洗消毒，保持妈妈乳头洁净卫生，预防宝宝口腔炎的发生。

厌　食

小树医生情景再现

　　这天，王医生来到小宝家做客，刚进门就看到小宝外婆在哄小宝吃饭，淘气的小宝就是不肯吃饭。外婆看到王医生来了，就和王医生抱怨小宝平时不肯老老实实吃饭，并向王医生讨教有没有什么绝招能哄小宝吃饭。王医生看到茶几上摆满了零食，就问外婆："小宝平时是不是很喜欢吃零食？"小宝外婆点头道："是啊，我们小宝最喜欢吃零食了，他外公就三天两头给他买零食吃。""问题就出在这些零食上呀，不要让小宝吃零食了，我再来给小宝宝治治！"王医生说道。之后，经过王医生的治疗和教育，小宝不仅改掉了吃零食的坏习惯，还能自己按时吃饭了。

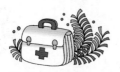

王医生有话说

　　厌食又称恶食，是小儿常见的病症，是以长期食欲不振甚至不思饮食或拒食为主要表现。外感、内伤等疾病引起的食欲不振则不属该病范畴。

　　现代医学认为，不良的饮食习惯常是厌食的主要原因，高蛋白质、高糖饮食会导致食欲下降。饭前吃零食、吃饭不定时、生活不规律、情绪变化以及气候变化等都可影响中枢神经系统的调节功能和消化液的分泌，从而造成厌食。另外，胃肠道疾病及一些全身性的疾病均可影响消化系统的功能而导致厌食。长期厌食可导致严重的营养不良和体力不足，应引起家长高度重视。

王医生小妙招

　　第一招：补脾经。用拇指螺纹面着力，在小儿拇指螺纹面做旋推，约300次（见本书第 44 页图 19）。

　　第二招：摩腹。用掌面或食（示）、中、无名（环）指螺纹面在小儿腹部做抚摩，约 5 分钟（见本书第 39 页图 17）。

　　第三招：揉中脘。用手掌大鱼际或掌根部或食（示）、中指螺纹面着力，在小儿肚脐正中直上 4 寸处做揉法，约 300 次（见本书第 39 页图 16）。

　　第四招：按揉足三里。用拇指指端在小儿外膝眼下 3 寸、胫骨旁开1 寸处做按揉法，约 50 次（见本书第 56 页图 24）。

　　第五招：捏脊。用拇指桡侧缘顶住皮肤，食（示）、中两指前按，三指同时用力提拿肌肤，沿患儿脊柱自下而上，双手交替捻动向前推行 3~5 次（见本书第 33 页图 14）。

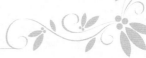

小树医生特别提醒

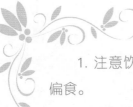

　　1. 注意饮食卫生，纠正不良饮食习惯，防止挑食、偏食。

　　2. 饭前不给孩子吃零食，进食要定时定量。

　　3. 注意孩子的情绪变化，不要强行喂食，减轻孩子精神压力。

　　4. 排除各种疾病所引起的厌食。若情况严重，请及时就诊。

小儿夜啼

小树医生情景再现

到了晚上，宝妈怎么哄小宝，小宝都不肯睡觉，啼哭不止，每晚都如此，白天却没事。为此，隔壁邻居还给小宝取了个"夜哭郎"的外号。小宝究竟是怎么了？宝妈十分担心。

如此来看，小宝很可能是患小儿夜啼了。

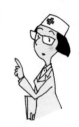

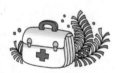

王医生有话说

夜啼是指小儿经常在夜间啼哭不眠甚至通宵达旦。患儿白天如常，入夜则啼哭，或每夜定时啼哭；有的啼哭阵阵，哭后仍能入睡，民间俗称"夜哭郎"。患此病后，症状持续时间少则数日、多则数月。本病多见于 6 个月以内的婴儿。

如何判断小儿夜啼

首先需要排除宝宝生理需要和疾病伴发所引起的啼哭，需要妈妈们的初步排除和医院的相关检查（排除外感发热、口疮、肠套叠、寒疝等疾病引起的啼哭，以免延误患儿病情）。在无法查明原因的情况下，宝宝仍然入夜啼哭不安、时哭时止，或每夜定时啼哭，甚则通宵达旦，但白天如常，这时基本可判断宝宝发生小儿夜啼了。

表 19　不同类型小儿啼哭的原因和缓解方法

类　　型	原　　因	缓 解 方 法
小儿夜啼	难以查明原因	难以缓解
小儿生理需要	宝宝饥饿、过饱、排尿、太冷、太热、衣物太紧、疼痛等	采取相应措施后啼哭即止
小儿习惯不良	如晚上开灯睡、在摇篮中摇摆而睡、边走边拍而睡	纠正习惯后可缓解

王医生小妙招

第一招：清心经。自宝宝中指末端螺纹面，向指根方向直推。此法具有清心火的作用（图29）。

第二招：清肝经。自宝宝食（示）指末端螺纹面向指尖方向直推。此法具有清肝火的作用（图30）。

第三招：揉小天心。用拇指按揉宝宝大小鱼际交接处凹陷中。此法具有清热、止夜啼的作用（图31）。

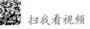

扫我看视频

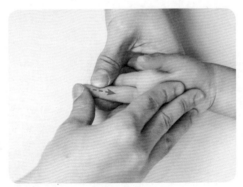

图29　清心经

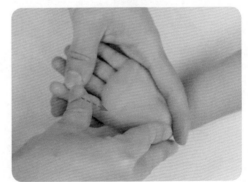

图30　清肝经

第四招：按揉百会。用拇指按揉宝宝头顶正中线与两耳尖连线之中点。此法具有清脑、通达阴阳脉络的作用（图32）。

第五招：摩囟门。用手掌面摩擦发际正中直上2寸，百会前凹陷中。此法有定惊的作用（图33）。

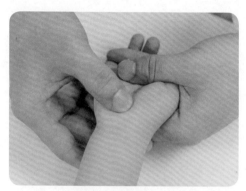

图31　揉小天心

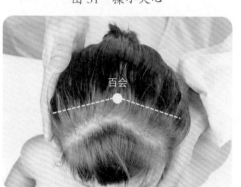

图32　按揉百会

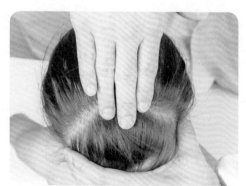

图33　摩囟门

1. 注意防寒保暖，勿使衣被过暖；保持环境安静祥和。

2. 孕妇及乳母不可过食寒凉及辛辣热性食物，勿受惊吓。

3. 不要将婴儿抱在怀中睡眠，不通宵开启灯具，养成良好的睡眠习惯。

4. 婴儿无故啼哭不止，要注意寻找原因，若能除外饥饿、过饱、闷热、寒冷、虫咬、尿布浸渍、衣被刺激等，要进一步做系统检查，及早明确原因。

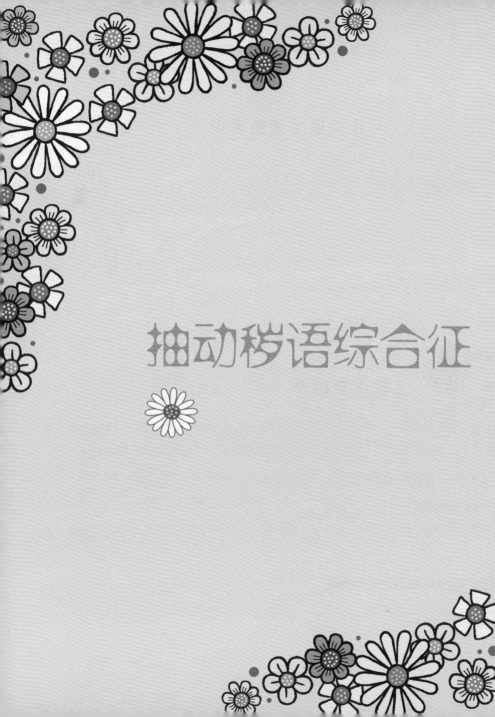

抽动秽语综合征

小树医生情景再现

宝宝今天本来好好的，突然手脚抽动，还发出奇怪的声音，吓得妈妈好害怕。宝宝到底发生了什么？妈妈该怎么办？看到宝宝发生这样的情况，做妈妈的都会万分心焦。这种会让妈妈和宝宝陷入恐慌中的疾病就是抽动秽语综合征。

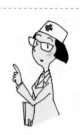

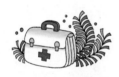

王医生有话说

抽动秽语综合征，以慢性、波动性、多发性运动肌快速抽搐，并伴有不自主发声和语言障碍为特征（可归属于中医学慢惊风、肝风范畴）。大部分患儿于4~12岁起病。症状可在患儿紧张、焦虑、疲劳、睡眠不足时加重，精神放松时减轻，睡眠后可消失。患儿一般智力正常，部分患儿可伴有注意力不集中、学习困难、情绪障碍等心理问题。

如何初步判断多发性抽搐症

患儿一般起病年龄为2~12岁，可有情志失调的诱因或有家族史；会有眼、面、颈、肩、腹部及上下肢肌肉不自主的快速收缩，以固定方式重复出现，无节律性；在抽动时，可出现异常的发音。病程慢，但呈明显波动性。需排除某些药物或其他疾病引起。

实验室检查多无特殊异常，脑电图正常或非特异性异常，智力测试基本正常。

需要医生做出最终诊断。

表 20　可出现抽动的常见病症鉴别

常见病症	鉴别
风湿性舞蹈病	6 岁以后多见。女孩居多，表现为四肢较大幅度的、无目的而不规则的舞蹈样动作，常伴有肌力及肌张力减低，并可见其他风湿热症状
习惯性抽搐	4~6 岁多见。往往只有一组肌肉抽搐，发病前常有某些诱因，一般病情轻，预后好，但与抽动秽语综合征并无严格的界限，有些患儿可发展为抽动秽语综合征
注意力缺陷障碍（伴多动）	注意力不集中，自我控制差，动作过多，情绪不稳，冲动任性，伴有学习困难，但智力正常或基本正常

王医生小妙招

第一招：掐老龙。指掐宝宝中指距指甲根正中约 0.1 寸处。此法有止惊的作用（图 34）。

第二招：补脾经。在宝宝拇指螺纹面旋推。此法具有补脾的作用（见本书第 44 页图 19）。

第三招：补肾经。在宝宝小指末端螺纹面旋推。此法具有补肾的作用（图 35）。

扫我看视频

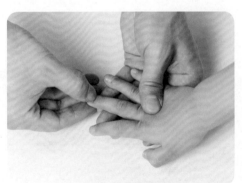

图 34　掐老龙

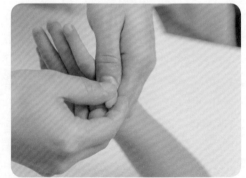

图 35　补肾经

第四招：补肺经。在宝宝无名（环）指末端螺纹面旋推。此法具有补肺的作用（图36）。

第五招：运内八卦。用拇指在宝宝手掌面，以内劳宫为圆心、以内劳宫至中指根约2/3的长度为半径画圆进行推运。此法可运化水湿、理气（图37）。

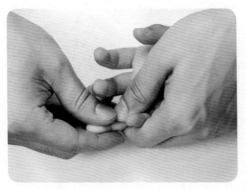

图 36　补肺经

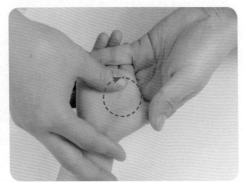

图 37　运内八卦

第六招：掐五指节。指掐宝宝掌背五指第一指间关节横纹处。此法具有止惊的作用（图38）。

第七招：推三关。在宝宝前臂桡侧边缘，自腕横纹直上至肘横纹成一直线推。此法具有调和表里的作用（图39）。

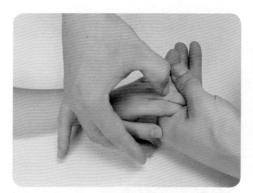

图38 掐五指节

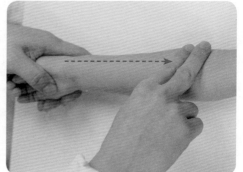

图39 推三关

　　第八招：摩揉气海穴、关元穴。用掌面分别摩揉宝宝脐下 1.5 寸及 3 寸处。此法具有补益扶正的作用（图 40）。

　　第九招：指揉足三里。用拇指按揉宝宝外膝眼下 3 寸，胫骨外侧约一横指处。此法具有健脾作用（见本书第 56 页图 24）。

　　第十招：指揉三阴交。用拇指在宝宝内踝尖直上 3 寸，胫骨内侧缘后方揉。此法具有调补脾气的作用（图 41）。

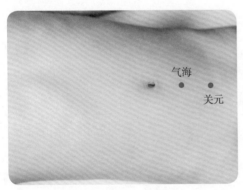

图 40　气海穴、关元穴

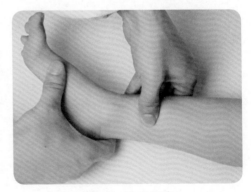

图 41　揉三阴交

小树医生特别提醒

　　1. 注意围产期保健，孕妇应保持心情舒畅、生活规律、营养均衡，避免可能造成胎儿发育异常的因素。

　　2. 培养儿童良好的生活习惯，减轻儿童学习负担和精神压力。

　　3. 加强精神调护，耐心讲解病情，给予安慰和鼓励，避免精神刺激。

　　4. 合理安排患儿生活和教育。注意饮食清淡，不进食含有兴奋性、刺激性成分的饮料。

遗尿

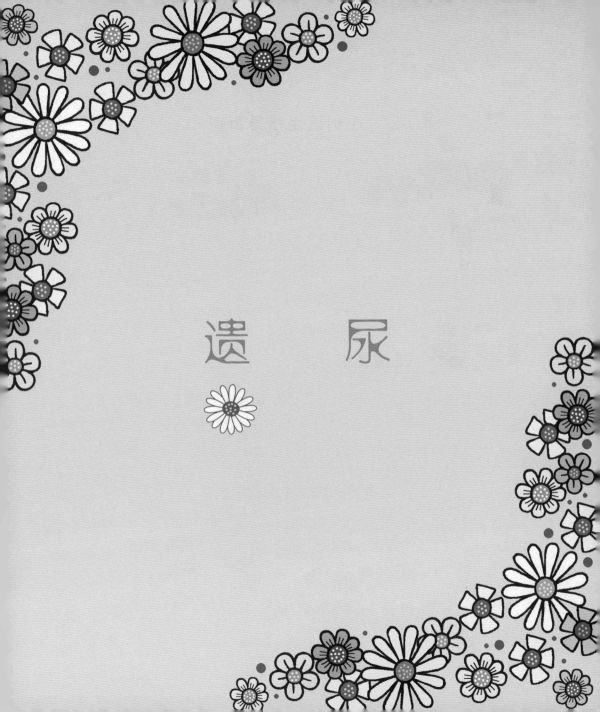

小树医生情景再现

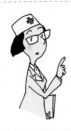

宝宝快 4 岁了，但还是经常"画地图"，宝妈每天早上看到床单直叹气，宝宝也羞得低下了头。王医生告诉宝妈："这其实并不是宝宝不懂事，而是由于各种身体原因导致的遗尿，推拿可以改善这种情况哦！"

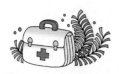

王医生有话说

遗尿又称"尿床""夜尿症"，指 3 岁以上的小儿睡眠中小便自遗、醒后方知的一种病症。3 岁以下小儿因脑髓未充，正常的排尿习惯尚未养成，尿床不属于病态；年长小儿因过度疲劳、睡前饮水过多等偶发遗尿者也不作病论。

表 21　遗尿的中医证型及表现

中医证型	表现
肾气不足	白天小便亦多，四肢发冷
肺脾气虚	疲劳后尿床，没精神，没力气，大便稀
下焦湿热	小便次数多而每次量少，色黄而臭，口干，多梦

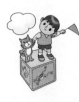

王医生小妙招

第一招：点揉龟尾。用拇指端或中指端揉宝宝尾椎骨端。此法具有益肾止尿的功效（见本书第 7 页图 3）。

第二招：补脾经、肺经、肾经。旋推宝宝拇指、无名（环）指、小指末节螺纹面。此法具有补益脾肺肾的功效（见本书第 44 页图 19，第 79 页图 36，第 78 页图 35）。

第三招：清小肠。从宝宝小指尺侧边缘，自指根直推向指尖，称为清小肠。具有清利湿热的功效（图 42）。

日常调护：白天避免过度疲劳，引导宝宝养成良好的生活习惯。

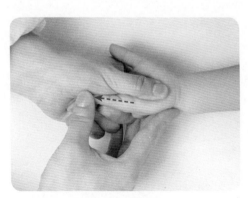

图 42　清小肠

扫我看视频

小树医生特别提醒

　　1. 注意宝宝日间有没有尿流细、排尿疼痛等症状，若有，请及时就医。

　　2. 切勿因遗尿过度责罚宝宝，避免心理因素导致的遗尿。

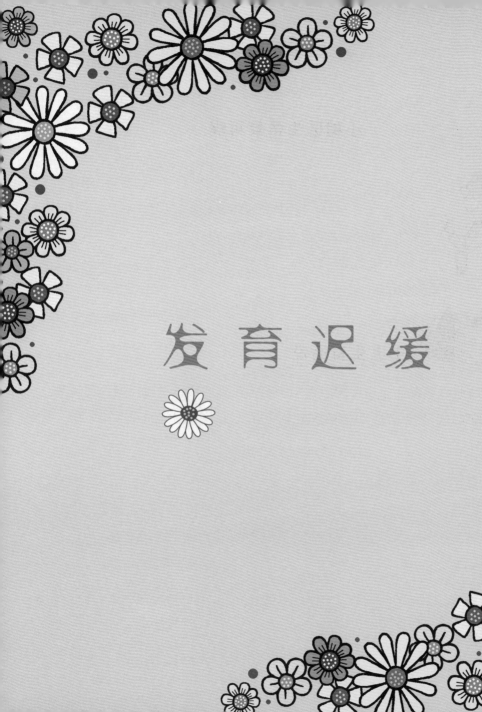

发 育 迟 缓

小树医生情景再现

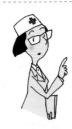

看到别人家的宝宝长得虎头虎脑的，健康又可爱，自家的宝宝却还是瘦瘦小小的，宝妈真是羡慕不已。可是宝宝吃得也不少，到底是什么原因导致的呢？王医生告诉宝妈，来试试小儿推拿吧！

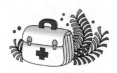 **王医生有话说**

发育迟缓是指在生长发育过程中，出现速度放慢或是顺序异常等现象。80%~90% 的发育迟缓并非特殊病理因素导致，可以通过小儿推拿得到改善。

表22　病理性发育迟缓的判断

唐氏综合征	遗传，智力低下，DNA 检查可确诊
软骨发育不全	头大而四肢短小，躯干长度正常
生长激素缺乏症	身材比例正常，但较同龄人明显矮小，程度较重
呆小病	手常呈铲形，心率减慢，体温降低，智力低下
小儿脑瘫	肢体活动障碍（如难以握拳、抓取物体），智力低下，喜怒无常

王医生小妙招

第一招：补肾经。旋推宝宝小指末节螺纹面。此法具有补益肾脏，促进发育的功效（见本书第 78 页图 35）。

第二招：补脾经。旋推宝宝拇指末节螺纹面。此法具有补益脾脏，促进营养吸收的功效（见本书第 44 页图 19）。

第三招：捏脊。用拇指桡侧缘顶住皮肤，食（示）、中两指前按，三指同时用力提拿肌肤，沿患儿脊柱自下而上，双手交替捻动向前推行 3~5 次（见本书第 33 页图 14）。

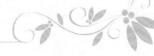

1. 如果宝宝出现肢体活动有问题或者智力障碍，请及时就医。

2. 切勿因期盼宝宝长高心切而喂食过多，避免损伤脾胃。

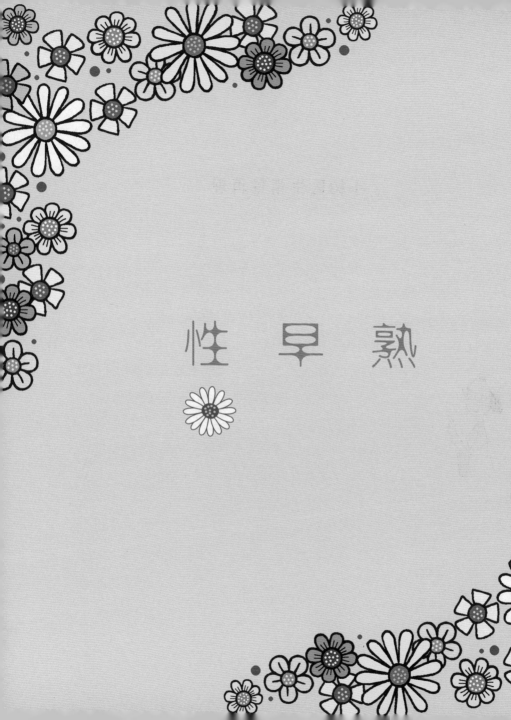

性早熟

小树医生情景再现

当今，性早熟呈现出低龄化趋势。有一天，钱女士给女儿乐乐洗澡时，发现女儿内裤上有血迹，她居然来月经了，乳房也有隆起，乳晕颜色加深，还有个小硬块。钱女士这才发现家里的避孕药少了，原来是被乐乐当"彩色糖豆"给偷吃了，于是钱女士急忙带着女儿乐乐到医院就诊。

经王医生诊断，乐乐属于假性性早熟，可能是误服了避孕药，摄入大量激素造成的，只要避免孩子再吃含有性激素的食物或药物，药效过了就会恢复，不需要治疗，性早熟症状也会慢慢自行消退。

哪些蛛丝马迹可以帮助家长及时发现孩子是否性早熟？日常生活中，又怎样才能让宝宝远离性早熟？

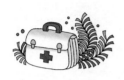

王医生有话说

性早熟分为真性、假性与不完全性早熟。到医院门诊就诊的患儿中，性早熟女孩的比例较男孩更高一些，特别是特发性性早熟，女孩占 70%~80%。

家长可以在每个月的同一时间，由同性别的家长检查孩子的第二性征，比如妈妈检查女儿的乳房、爸爸观察儿子的睾丸。有些性早熟的孩子可能从 5 岁甚至 4 岁以前就开始有所表现，所以例行检查不能等上了小学以后再进行，而是越早开始越好。

表23　性早熟分类

分　类	男孩（在9岁以前）表现	女孩（在8岁以前）表现
真性性早熟	睾丸增大，阴茎勃起，排精，阴毛生长，痤疮，变声，生长加速	乳房增大，阴唇发育，阴毛、腋毛生长，规则月经，生长加速
假性性早熟	第二性征出现，性腺多无增大	
不完全性早熟	阴毛或腋毛早现，多见于6岁	单纯乳房增大，多见于4岁；或阴毛或腋毛早现，多见于6岁

表 24　性早熟诱发因素

诱 发 因 素	具 体 内 容
饮食营养	①经食品添加剂、农药、化肥、各种催熟剂和膨大剂等作用的瓜果蔬菜、油炸食品等都是导致性早熟的诱因；②过多进补。例如人参、蜂王浆、花粉、燕窝、牛初乳等口服液或营养品，常用的滋补品可能含有雌激素和睾酮；③偏食和挑食。单一的饮食可能使含有促进性激素升高的成分在孩子体内长期积累，诱发性早熟；④饮食营养因素约占假性性早熟的四分之一
性信息	①随着媒体发展，通过报纸、电视、网络等媒介传播的、跟性发育有关的内容增多，孩子可能不自主地受到影响，从而过早刺激心理，最终发生性早熟；②家长要重视在日常行为方面对孩子的"性影响"。避免孩子学"荤段子"、学唱爱情歌、穿成熟的服饰、速配"小伴侣"、看成人电视等行为
环境	减少环境内分泌干扰物的接触对孩子至关重要。不要使用塑料制品，尤其不要对塑料制品加热，建议使用陶瓷、玻璃制品等
个人	①超重和肥胖是导致性早熟的因素之一。维持孩子体重的正常是预防性早熟很重要的一点；②早产儿或者足月出生体重不足2.5千克的儿童更易发生性早熟。因此，此类儿童的家长更应加强对孩子青春期发育的监测
遗传	父母青春期启动的年龄对孩子是有影响的，尤其是母亲的月经来潮时间
药物和化妆品	避孕药可能含性激素，成人化妆品或不明成分的外涂药物最好不要给儿童使用
其他	脑部占位疾病、甲状腺功能减退等疾病亦可有性早熟表现，应及时就医

表 25　性早熟的危害

危 害 类 型	具 体 内 容
身高较矮	若儿童骨骼发育过快，生长周期会明显缩短，最终身高可能会比一般人矮，未治者多为 1.55~1.60 米
性行为提前	心理发育与身体发育极不匹配，加上生理年龄小、社会阅历浅、自控能力差，易导致其性行为提前，进而导致怀孕和性疾病传播等不良后果
性格压抑	孩子可能因体形、外表上与周围小伙伴不同，过早地背起沉重的思想包袱，产生自卑、恐惧和不安的情绪，对心理健康产生不良影响
埋藏社会隐患	当儿童身体发育很快时，他们会向往模仿性爱和暴力。因此，他们会比一般孩子更容易发生"危险"，比如早恋、堕胎、性犯罪和自杀等社会问题

王医生小妙招

第一招：按揉太冲。用拇指指面着力，按揉小儿两足部太冲穴。此法具有疏肝火、解郁热的作用（图 43）。

第二招：搓揉涌泉。用大拇指自小儿脚底心涌泉穴向足趾方向搓揉，可双足同时操作，亦可分别操作。此法具有滋阴泻火之功（图 44）。

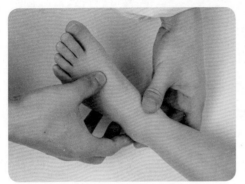

图 43　按揉太冲

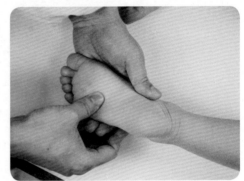

图 44　搓揉涌泉

扫我看视频

日常调护：

1. 适当控制饮食。

2. 增加体育活动。每天应保持半小时以上的运动，项目可选跑步、爬楼梯和跳绳等。

3. 保证睡眠充足。每晚应有 8 个小时的高质量睡眠，保证垂体夜间分泌足量生长激素，对身高生长有重要的促进作用。

4. 营造良好环境。在生活环境方面，尽量回归自然，控制塑料用品的数量；不要让孩子过多接触与年龄不相称的视觉刺激。

小树医生特别提醒

1. 发现性早熟需及时就医，以便得到具有针对性的指导建议和治疗措施。

2. 推拿仅仅是辅助疗法，如果持续 3 个月症状仍无改善，可停止推拿，寻求其他疗法。